Dr Maurice MATHIEU
Interne des Hopitaux
et de la Maternité de Rouen

CONTRIBUTION A L'ÉTUDE

DU

SYNDROME DE STOKES-ADAMS

(1 cas avec thromboses bulbaires).

LILLE
LE BIGOT FRÈRES, IMPRIMEURS-ÉDITEURS
25, rue Nicolas-Leblanc

1902

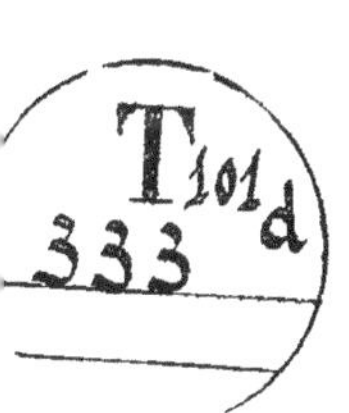

Dr Maurice MATHIEU
Interne des Hôpitaux
et de la Maternité de Rouen

CONTRIBUTION A L'ÉTUDE

DU

SYNDROME DE STOKES-ADAMS

(1 cas avec thromboses bulbaires).

LILLE
LE BIGOT FRÈRES, IMPRIMEURS-ÉDITEURS
25, rue Nicolas-Leblanc

1902

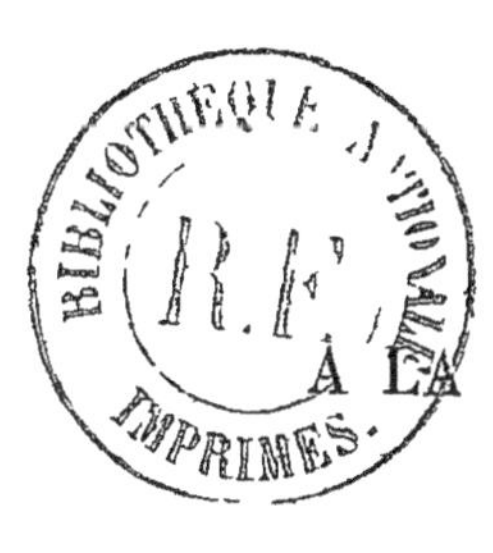

À LA MÉMOIRE DE MON PÈRE

A MA MÈRE

A MON VÉNÉRÉ MAÎTRE

LE PROFESSEUR WERTHEIMER

Bien faible hommage d'une profonde reconnaissance.

AVANT-PROPOS

En présentant cette thèse inaugurale nous sommes heureux d'adresser l'hommage de notre profonde gratitude a ceux de nos Maîtres qui, dans le cours de nos études, nous ont donné des temoignages d'amitié ou d'estime.

Nous avons eté, dans les Hôpitaux de Lille, l'élève de MM. les professeurs Folet, Lemoine, Gaulard, de Lapersonne ; nous nous souviendrons toujours de leur precieux enseignement.

Dans les Hôpitaux de Rouen, nous avons été l'interne :

de M. le professeur Olivier, dont les savantes cliniques nous ont vivement intéresse ;

de M. le docteur Lerefait, dont l'enseignement, fecond en idées larges et originales est un de nos meilleurs souvenirs ;

de M. le professeur François Hue, qui nous a initié à l'étude de la chirurgie. Nous les remercions des conseils pratiques qu'il nous a donnés ;

de M. le docteur Magniaux, auprès duquel nous avons passe, a la Maternite, une année si profitable ;

de M. le docteur Petitclerc, qui fut toujours pour nous un Maître affectueux.

Nous remercions egalement :

M. le docteur Nicolle, directeur du laboratoire de bactériologie, et M. le docteur Martin, professeur de clinique obstetricale, pour leurs conseils et leur bienveillance ;

M. le professeur Brunon, directeur de l'École de Medecine, dont les leçons nous ont ete si utiles pour la preparation de notre internat.

Et nous voudrions être de ceux qui, au contact du professeur Cerne, ont appris l'observation rigoureuse et le constant souci du mieux.

Nous regrettons de n'avoir pu suivre plus souvent les interessantes cliniques de M. le docteur Rocher, chirurgien de l'hôpital ophtalmologique departemental. Nous avons toujours trouve près de lui l'accueil le plus cordial et nous le prions de croire à notre sincère reconnaissance.

M. le docteur Halipre a ete l'inspirateur de cette thèse et nous a donne avec empressement tous les renseignements dont nous avions besoin pour la mener à bonne fin. Nous tenons à le remercier particulièrement, et sa haute valeur scientifique sera toujours présente à notre memoire.

M. le professeur Wertheimer nous fait le grand honneur de présider notre thèse. Il sait toute la reconnaissance que nous lui devons pour l'amitié qu'il n'a cesse de nous temoigner. Nous n'oublierons jamais ce maître si devoué et nous le prions d'accepter comme un faible hommage de notre souvenir la dedicace de ce travail.

DÉFINITION

Le pouls normal est celui qui, chez l'adulte, bat de 70 à 75 fois par minute.

L'âge lui imprime des modifications importantes. Le pouls normal atteint 130 pulsations chez le nouveau-né et seulement 60 chez le vieillard.

Des causes très nombreuses peuvent influencer le rythme du pouls et déterminer soit son accélération, soit son ralentissement

On peut grouper en trois chapitres les différentes modalites qui peuvent se présenter dans le ralentissement du pouls.

A. Il existe un pouls qu'on a appelé Pouls lent permanent physiologique, parce que dans toute une série de faits bien constates la lenteur des pulsations coïncidait avec une sante excellente.

Les exemples n'en sont pas rares. Haller, Potain, Vigouroux, Rendu en ont cité de nombreux cas ; et, au dire de Corvisart, Napoleon 1er avait un pouls qui battait seulement 40 fois par minute.

Ce pouls lent peut apparaître dès l'enfance et semble alors d'ordre congénital. Il peut se montrer plus tard, soit au moment de l'adolescence, soit à l'âge adulte. On a même signalé une certaine influence familiale sur la production de ce pouls lent physiologique.

B. Il existe des pouls normaux qui deviennent passagèrement lents sous l'influence de causes très diverses.

Le ralentissement du pouls dans l'ictère bilipheique est de constatation courante.

Il est fréquent dans diverses intoxications : digitale, cocaine, plomb, aconit, cigue, strophantus, vératrine. etc.

On le rencontre aussi dans les formes graves de diverses infections : grippe, diphterie, variole, rhumatisme ; dans le surmenage musculaire, par suite d'une intoxication due aux produits de desassimilation musculaire (Saurel, *Thèse de Paris*, 1898) ; dans l'anémie ; dans l'urémie.

M. S. Erben l'a constate chez des neurastheniques dans certains mouvements de la tête et du tronc

Des douleurs vives ou des excitations peripheriques intenses peuvent egalement le produire.

Une émotion vive accélère habituellement le pouls. Chez certains individus on observe le phénomene inverse, le ralentissement.

Les affections des meninges et des centres nerveux peuvent déterminer aussi un ralentissement plus ou moins passager des battements cardiaques. Il est fréquent dans la méningite tuberculeuse et s'observe dans la commotion ou la contusion cerebrales.

C. Il existe enfin des pouls normaux et des pouls lents dits physiologiques qui peuvent s'accompagner de crises de bradycardie et de tout une série d'accidents caractérisés par des vertiges, des syncopes, des attaques apoplectiformes ou epileptiformes.

C'est a ces cas qu'on réserve le nom de Syndrome de Stokes Adams.

Le syndrome de Stokes-Adams est donc un groupement symptomatique caracterise :

1° Par le ralentissement des battements cardiaques et du pouls ;

2° Par des crises vertigineuses, syncopales, apoplectiformes ou epileptiformes, dont le retour coincide avec des paroxysmes dans le ralentissement du pouls.

L'association de ces deux élements est fondamentale et caractéristique. Seule elle cree le Syndrome.

Le fait que le pouls est lent a donc moins d'importance que le fait qu'il se ralentit. Aussi le ralentissement aux approches des crises, ou pendant les crises, ou après les crises concentre-t-il, pour ainsi dire, sur lui seul toute la valeur du syndrome (Brissaud. *Leçons cliniques*, tome II, page 364).

De sorte que si nous voulions resumer en un tableau les différentes propositions que nous venons d'énoncer, nous presenterions le schema suivant :

SCHEMA

I. Pouls lent dit physiologique.

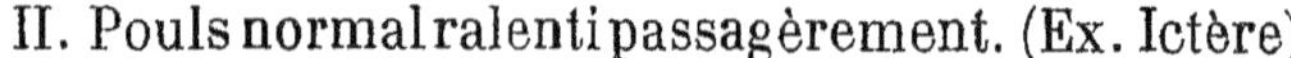

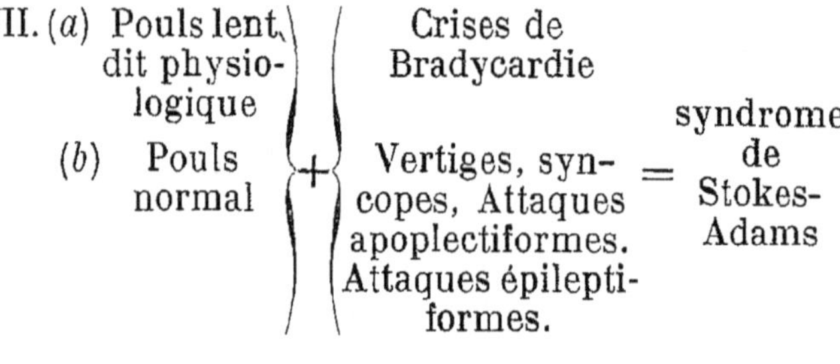

*
* *

Dans le courant de l'année dernière il nous fut donné d'observer, à l'Hospice-Géneral de Rouen, dans le service de M. le docteur Halipré, un cas typique de syndrome de Stokes-Adams. Neanmoins nous n'aurions jamais pense à faire de ce simple cas le sujet de notre thèse si les constatations de l'autopsie n'etaient venues nous montrer d'une façon evidente l'influence preponderante des troubles circulatoires bulbaires dans la production de ce syndrome.

Mais, comme les coupes du bulbe nous ont permis de constater l'existence d'altérations vasculaires, aussi nombreuses qu'accentuees, dans toute une region correspondant au noyau moteur du X et seulement dans cette région, et que nous n'avons pas trouvé, dans les autres organes, de lesions suffisantes pour entraîner la terminaison fatale ; qu'en un mot, le sujet qui fera l'objet de notre observation est indubitablement mort de sa thrombose bulbaire, nous avons pensé qu'il était interessant de relater le fait, d'autant plus que, si dans l'etat actuel de la science, la theorie bulbaire du syndrome de Stokes-Adams a supplanté la theorie cardiaque, nous ne sachons pas qu'on ait pu jusqu'à present en fournir une preuve basee sur des alterations anatomiques precises.

Sans nous attarder à l'*historique* de la question, nous presenterons d'emblee les deux observations qui constituent le fonds de notre travail.

Puis à l'aide des multiples details qu'elles comportent, nous rappellerons la *symptomatologie* générale du syndrome.

Enfin, après avoir dit quelques mots du *Diagnostic général* nous concentrerons toute la discussion sur la *Pathogénie*.

Plan. -- Historique, Observations, Symptomatologie, Diagnostic general, Discussion pathogenique.

HISTORIQUE

On attribue à Adams (1827) l'honneur d'avoir décrit pour la première fois ce syndrome et d'avoir établi une relation entre la lenteur du pouls et les phénomènes pathologiques qui lui sont associes.

Stokes, en 1846, chercha à expliquer les différents troubles morbides par l'état graisseux du cœur qu'il avait souvent constate.

C'est pour rendre hommage à ces deux auteurs que M. Huchard a proposé de donner au syndrome qui nous occupe le nom de Maladie de Stokes-Adams.

Depuis, de nombreuses observations ont eté publiees sur ce sujet, et une des premières parues en France est celle d'Andral (1834).

A l'etranger il convient de citer les noms de : Halberton (1844), de Hutchinson (1866), de Thornton (1872), de Sommerville (1876), de Silva (1898).

En France, l'étude du syndrome de Stokes-Adams a fait l'objet de nombreux travaux auxquels sont attaches les noms de Cornil (1875), Rotureau (1870), Malassez (1875), Vigouroux (1876), Charcot (1873).

Charcot put conclure d'un intéressant travail consacré à l'étude de ce syndrome, que l'origine du ralentissement du pouls et des accidents qui s'y ajoutent devait être cherchée dans la moelle epinière et dans le bulbe. Sous son inspiration Blondeau, en 1879, a fait de cette affection le sujet de sa thèse inaugurale. Nous aurons lieu de revenir sur ce point au chapitre pathogenique.

Puis le syndrome de Stokes-Adams servit de theme a diverses communications ou travaux de la part de Lassegue (1881), Truffet (1881), Chappet (1883), Debove, Gingeot, Comby.

Huchard revient a plusieurs reprises sur ce sujet (*Société de thérapeutique*, 27 mars 1889 ; — *Traité des maladies du cœur et des vaisseaux*, Paris 1889 ; — *Consultations médicales*, Paris 1901).

Vaquez (1890), Leflaive (1891), lui consacrent des revues interessantes.

Signalons encore les theses de Regnard (1890), Bouessee (1891), Delalande (1892), Pouzin (1899) ; les articles de Courtois-Suffit dans le *Manuel de médecine* , ceux d'Andre Petit dans le *Traité de médecine ;* les publications de Hirtz et Barozzi (*Presse médicale*, octobre 1896) ;

— Une observation de MM. Olivier et Halipre (*Normandie médicale*, 1896, n° 2) ;

— Une leçon clinique du Professeur Dieulafoy (In *Bulletin médical*, 1899) ;

— Les deux thèses recentes de Mauget (1899) et Siqt (1900) ;

— Les recherches expérimentales de M. le Professeur Wertheimer (Lille) ;

— Et surtout les importantes cliniques du Professeur Brissaud (*Leçons sur les maladies nerveuses, 2me série*, 1899) qui, dans plusieurs leçons qu'il a consacrees a l'étude du Syndrome de Stokes-Adams, en a décrit et discute minutieusement tous les symptômes.

Brissaud a egalement montre que si le nom de Stokes-Adams donne au syndrome que nous étudions etait preferable a celui de Pouls lent permanent qui n'est pas suffisamment precis puisqu'il peut être applique à des états pathologiques excessivement variables, on aurait tort de croire que les symptômes si saisissants de cette affection aient echappe aux auteurs anciens. En effet, au point de vue clinique, Morgagni, cent ans avant Stokes, avait donne une description « saisissante et pittoresque » de cette maladie.

Les deux observations de Morgagni sont typiques et il suffirait d'en retenir les traits principaux pour edifier de toutes pieces l'histoire clinique du Syndrome de Stokes-Adams.

Aussi, ne pouvons-nous resister au plaisir d'en citer quelques lignes, qui seront, pour ainsi dire, le prelude de la symptomatologie de l'affection.

Première observation

Tiree des leçons du professeur Brissaud, tome II, page 353.

« Il y avait, à Padoue, un marchand de *soixante-quatre* ans, d'une taille carrée, d'une constitution grasse, mais non pas trop cependant. Sujet autrefois a un rhumatisme et a des contractions de nerfs, il avait ete guéri par les secours des medecins, de sorte que, quoiqu'il fût continuellement occupé d'affaires nombreuses et variees, il resta cependant bien portant jusqu'a l'âge que je viens d'indiquer : lorsqu'il survint tout-a-coup des evenements qui donnerent lieu chez lui des a des *affections de l'âme très vives*, a la terreur, à la crainte, ensuite a la colere et au chagrin. Peu de jours apres, il tomba attaque d'une sorte de *vertige*. Le lendemain, il commença a eprouver des *mouvements convulsifs*, et une attaque semblable a celle de l'*épilepsie*. Cette attaque etait courte mais frequente, et elle se terminait par des rapports fétides; il s'en suivait quelquefois la rougeur de la face, quelquefois la pâleur, mais toujours un sentiment de serrement à la gorge, et de pesanteur à l'estomac. Le pouls etait bien fort dans ce moment, mais dur et *rare*. Le ventre et la vessie ne rendaient que fort peu de chose. Les médecins, qui, dès le principe avaient inutilement repete les saignees, crurent que la maladie dependait de l'estomac, attendu surtout que le malade pressentait l'approche de l'attaque d'après la sensation d'une sorte de fumee qui lui semblait monter des hypochondres. C'est pourquoi, outre l'usage de remedes plus doux contre l'epilepsie, ils s'appliquèrent a purger l'estomac par intervalles, avec de doux eccoprotiques, et les intestins tous les jours avec des clystères. Mais si quelque chose calma la violence de la maladie, ce fut l'huile d'amandes douces, qu'ils employaient de temps en temps. Toutefois comme le malade n'avait peut-être jamais paru mieux portant que le vingt-septième jour, à dater du commencement de la maladie, les attaques, qui avaient manqué quelques jours auparavant, revinrent le même jour avec une telle violence que, sans parler des accidents qui ont ete indiques, le malade commença dès ce moment a avoir du dégoût pour toute sorte de nourriture, a rejeter ensuite par le vomissement celle qu'il avait prise, à être tourmente par le hoquet, à avoir l'haleine fetide et à rendre souvent des crachats sanguinolents et putrides, quoiqu'il n'y eût jamais de difficulte de respirer. A cela se joignirent des sueurs accompagnees du froid des extremités du corps et, de temps en temps, du délire. Ces symptômes, tantôt plus graves, tantôt plus legers, persistèrent jusqu'au trente-quatrieme jour de la maladie ; et, ce même jour, des dejections sanguinolentes, granuleuses et putrides, du poids d'environ trois onces, ayant eu lieu, tous les accidents se calmèrent; et non seulement le pouls, après avoir perdu sa rarete et sa dureté, revint bientôt à son etat naturel, mais encore le malade recouvra immediatement sa première santé. Celle-ci se maintint environ quatre mois, jusqu'a ce qu'après une *courte promenade et la montée d'un escalier, ces premières attaques convulsives commencèrent à revenir, mais plus rares et plus courtes, et a ramener la dureté du pouls.*

» C'etait alors le mois de décembre. Comme on ne put triompher de la maladie depuis ce temps jusqu'au commencement de juin, je fus appelé en consultation; j'appris ce que je vous ai écrit jusqu'ici et je trouvai le malade dans l'état que vous pouvez connaître d'après la lettre citée. On me parlait surtout de cette *rareté de pouls qui était telle que le nombre des pulsations était d'environ un tiers moindre qu'il n'aurait dû l'être,* et je l'observais moi-même. Or, comme elle durait déjà depuis plusieurs mois, elle devenait bien plus remarquable toutes les fois que les attaques étaient imminentes; de sorte que les médecins ne se trompaient jamais si, d'après cette augmentation de la rareté du pouls, ils prédisaient l'approche d'une attaque. Mais, pendant la durée de celle-ci, non seulement le pouls devenait fréquent de rare qu'il était, mais il le devenait autant que celui que nous appelons pouls fréquent dans les maladies. Après avoir appris ceci et avoir examiné attentivement tout le reste, je répondis que la maladie me paraissait compliquée et qu'on ne pouvait, par conséquent, pas porter un diagnostic certain sans craindre de se tromper. Que, d'après cela, il ne fallait rien entreprendre témérairement, mais user des remèdes innocents qui avaient ordinairement apporté quelque soulagement jusqu'alors. Que, néanmoins, comme cette ancienne maladie, ainsi que la cause de l'affection actuelle, son commencement et la plupart des symptômes annonçaient que *les nerfs étaient affectés, du moins sympathiquement,* on pouvait essayer tant soit peu d'opium pour mitiger du moins les irritations convulsives de ces organes; et que si, par hasard, ce moyen produisait quelque effet, comme il en avait produit un grand sur un de mes compatriotes atteint d'affections peu differentes, il fallait insister sur son emploi avec prudence et à propos. Cependant, la maladie dura tout cet eté. Sur la fin de cette saison, la difficulte de respirer ayant augmente avec la toux et avec des crachats teints d'une couleur plombee, les attaques devinrent aussi plus frequentes, plus longues et plus graves, et les facultés de l'intelligence qui s'exerçaient avec la memoire dans leurs intervalles, semblaient manquer pendant leur duree. Cependant j'appris de ceux qui avaient visité le malade, le vingtième jour avant la mort, que le pouls était fort, mais encore rare. Celle-ci eut lieu enfin l'avant-dernier jour de septembre de la même annee 1747, et elle avait ete precedee ce même jour de trois ou quatre attaques. Depuis le premier commencement de la maladie jusqu'a sa fin, c'est-a-dire pendant quinze mois, il ne se manifesta jamais aucune fievre, et il n'y eut jamais aucune douleur de tête. Le cœur etait très gros par la dilatation de ses ventricules et non par l'épaississement de ses parois ; cependant les colonnes etaient grosses, ce que je remarquai surtout dans le ventricule droit. Les oreillettes et toutes les valvules etaient egalement grosses, mais saines cependant ; et les orifices des arteres coronaires etaient de même trop grands.

« L'aorte était aussi trop grosse, jusqu'au commencement de sa courbure. Je remarquai, dans sa face interne, un peu au-dessus des valvules, un petit nombre de protuberances, ou la substance de l'artère etait plus épaisse, plus dure et plus blanche. J'en vis aussi une a l'endroit ou la même artère descendait le long des vertèbres du dos; car je la fis ouvrir jusque-la. Ni le lieu ni l'heure ne permirent de dissequer le crâne ».

Une deuxième observation est non moins suggestive. Elle nous montre le syndrome de Stokes-Adams sous un jour un peu différent.

Deuxième observation

(Tiree des leçons du Professeur Brissaud. Tome II, page 359).

« Anas-Poggio, prêtre respectable et probe, avait soixante-huit ans, etait d'une habitude de corps un peu grasse, et d'un teint fleuri, lorsqu'il fut pris pour la premiere fois d'un *accès d'épilepsie*, qui laissa apres elle une extrême rarete du pouls, et un *grand froid de tout le corps*. Mais on triompha de ce dernier dans l'espace de sept heures, et il ne revint pas, quoique les accès devinssent plus frequents : *l'autre symptôme persista toujours*. Comme les choses etaient dans cet etat, et qu'il n'y avait point de douleur de tête, ni aucun symptôme qui indiquât qu'elle etait affectee idiopathiquement, des medecins âges, qui avaient désire autant que le malade de m'adjoindre à eux pour le traitement de cette maladie rebelle, ne doutaient pas qu'elle ne dépendît de l'irritation des hypochondres. Mais quoi qu'on employât sur Poggio, d'après mon assentiment, un traitement qui avait pour but d'ouvrir, de nettoyer, d'adoucir les hypochondres, néanmoins les accès revenaient souvent, de sorte que nous commençâmes à craindre que la tête elle-même n'eût contracte une lesion, attendu surtout que ces accès avaient lieu quand le malade tournait cette partie avec trop de promptitude, qu'ils laissaient un sentiment de pesanteur, et qu'un peu de sang etait assez souvent rendu par le nez avec les mucosites que le malade mouchait.

La saignee fut utile, soit en soulageant la tête, soit en debarrassant les viscères auxquels se distribue la veine-porte, de sorte que les accès cessèrent pendant peu de temps. Les acces pour la plupart etaient très courts mais violents. *Car les yeux se renversaient, les membres s'agitaient continuellement, les fonctions de tous les sens étaient suspendues ;* souvent il y avait des symptômes de suffocation, qui etaient accompagnes de temps en temps d'une respiration stertoreuse ; quelquefois on remarquait une *évacuation d'urine.* Il y eut un accès très mauvais le jour du solstice, et celui d'une éclipse de soleil. La frequence et la violence des accès, jointes aux veilles, affaiblissaient tellement le malade, que nous dûmes chercher de quelque manière que ce fût a arrêter cet affaiblissement. Or l'opium procurait du repos et du sommeil la nuit, et tant s'en faut qu'il résultât de son administration de la pesanteur à la tête et de la stupeur, qu'au contraire ces deux symptômes qu'avaient laissés les accès du jour, disparaissaient ; mais si on en suspendait l'usage, ils persistaient et les premières veilles fatigantes revenaient. *L'inégalité du pouls* s'étant jointe tout-à-coup à son extrême rareté, nous administrâmes de nouveau de l'opium. L'usage continué de ce remède administré tous les jours à l'entrée de la nuit, fit entièrement disparaître cette inégalité et diminua même la première rareté. Peut-être soupçonnerez-vous qu'il n'arrive pas très rarement que l'épilepsie laisse après elle sur les hypochondriaques la rareté du pouls, lorsque vous comparerez cette Observation avec celle du célèbre Gerbez, qui dit, en parlant du pouls d'un homme, hypochondriaque robuste : « *Il était si lent pendant que cet homme, qui était sujet de temps en temps à de légers accès d'épilepsie, était en bonne santé, que le pouls d'un individu sain aurait facilement battu trois pulsations avant que celui de ce sujet n'en eût battu deux.* »

Nous allons également retrouver les différents éléments du syndrome de Stokes-Adams dans les deux Observations que M. Halipre a bien voulu nous communiquer et qui constituent le fonds de notre travail.

OBSERVATIONS

Observation (N° 238 du service de M le Dr Halipré) — Vertiges — Crises syncopales avec etat apoplectiforme. — Pouls momentanément ralenti (42 pulsations a la minute)

L .. (Hippolyte), 73 ans, ouvrier tourneur, entre a l'Hospice-Genéral, salle Pouchet, le 19 mai 1901 ; de bonne santé, signale dans ses antecédents une attaque de choléra à l'âge de 18 ans

Il y a 18 mois, L. éprouva les premieres atteintes de l'affection qui l'amene a l'hôpital Sans cause, subitement, cet homme est pris de vertige ; il tombe et perd connaissance

Les vertiges se produisent aussi bien le jour que la nuit ; rien ne fait prévoir leur apparition Au cours des crises il perd ses urines La perte de connaissance est complete ; elle dure quelquefois une demi-heure et même trois quarts d'heure. La perte de connaissance peut préceder la chute ; parfois aussi le malade a la sensation de la chute et l'etat syncopal vient ensuite. Il tombe toujours en avant, et porte sur le front, aux tempes, quelques cicatrices consecutives aux plaies qu'il se fit en tombant.

Apres la chute il reste inerte, congestionné, lui a-t on dit Il ne se debat pas pendant la crise Quand il revient a lui il ne se souvient pas de ce qui s'est passe Il est fatigué et ne peut reprendre ses occupations. Jamais il n'a constaté, a la suite des chutes, d'affaiblissement d'un des côtés du corps, ni de difficulte pour parler Il dit seulement que depuis le debut de l'affection les deux jambes sont plus faibles Il marche péniblement. Enfin, il eprouve une céphalée frontale permanente. Les crises, d'abord espacees, se sont ensuite rapprochées Depuis quelques mois elles se presentent cinq à six fois par semaine.

Etat actuel (mai 1901) : A la suite d'une crise au cours de laquelle il est tombé dans la rue, ce malade est conduit à l'Hospice-Général L'interne a constaté, au moment de l'entrée, l'aspect vultueux de la face.

Examine le lendemain, le malade répond bien aux questions posées Il se plaint de fatigue, de mal de tête et de sensation vertigineuse Le vertige n'augmente pas quand on fait changer le malade de position.

Appareil cardio-rénal Pouls 42.

Toutes les 10 pulsations environ, il y a une pulsation précipitee.

La tension artérielle ne paraît pas exagérée.

Les radiales sont dures, non athéromateuses, non flexueuses

Les temporales sont peu sinueuses. Les fémorales sont souples.

Cœur · Bruits tres sourds, réguliers La pointe bat dans le 5me espace.

Pas de bruit de galop

Pas d'œdeme des membres inférieurs.

Nuage d'albumine dans les urines

Appareil respiratoire Affaiblissement du murmure vésiculaire en avant et en arrière. Quelques râles de bronchite

Le *foie* est de volume normal Les digestions sont bonnes.

Appareil moteur : La force est égale pour les deux côtés.

Reflexe rotulien droit normal. Réflexe rotulien gauche très faible

Sensibilite conservée, égale des deux côtes ; quelques douleurs dans les muscles du mollet. Aucun trouble paralytique dans le territoire des nerfs crâniens (VIIme paire indemne).

Acuite visuelle faible Pupilles tres petites

Acuite auditive bonne Les conduits auditifs externes sont libres de tout bouchon de cerumen, ainsi que les membranes tympaniques.

Appareil digestif Rien à signaler.

Pas d'ethylisme Pas de syphilis

21 mai : Pouls 60

22 mai . Pouls 54. Intermittences

23-24 mai Pouls 54-60 Sans intermittences Léger etat vertigineux n'empêchant pas la marche. Pas de crises nouvelles.

15 juin L'état est resté satisfaisant

En resumé, cette observation nous a permis de suivre un vieillard atteint depuis 18 mois de crises de pouls lent avec etat syncopal et perte des urines. La perte de connaissance est complete et aboutit à la chute. L'alteration du système vasculaire est rendue evidente par l'etat des contractions cardiaques, la durete des radiales, les traces d'albumine dans les urines

Le pouls oscille entre 42 et 60 pulsations.

***

Observation (N° 287 du service de M le Dr Halipre) — Crises de pouls lent.

La nommee B (65 ans), entre a l'Hôpital-Géneral le 4 juillet 1901 pour des crises vertigineuses

Interrogee dans le courant de l'apres-midi par M Chevalier, interne du service, elle raconte que, depuis 1 an, elle est sujette à des syncopes lui revenant environ toutes les semaines. Elle ne peut donner, au sujet des autres accidents qu'elle a presentes, que des renseignements vagues et peu precis Tout au plus peut-on savoir que ses acces sont frequemment accompagnés de tremblement et de sueurs froides.

Antécedents hereditaires et personnels négatifs.

La malade reste jusqu'au 11 juillet sans rien accuser de particulier. Elle dort bien; son appetit est satisfaisant.

11 juillet — Vers six heures du matin, la malade est atteinte d'une des crises qui lui sont habituelles

Prise de tremblement dans tous les membres et de sueur froide, elle reste immobile Il est impossible d'obtenir une reponse aux questions posees Apres quelques instants, la malade revient doucement a elle et parle comme d'habitude.

Dans la matinee, elle est prise successivement de plusieurs crises, qu'il est souvent difficile de distinguer les unes des autres Si quelquefois la malade reste assez longtemps sans retomber, d'autres fois elle est reprise presque aussitôt; les crises paraissent subintrantes.

A onze heures du matin, au moment de la visite de M le docteur Halipre, elle est encore en état de syncope, et voici les differents symptômes qui furent observés ·

Les pupilles sont dilatees, le réflexe corneen conserve.

Les yeux sont fixes, grands ouverts.

Le corps est absolument glacé Le visage, pâle, est couvert d'une sueur froide.

Pas de contracture veritable Les bras ne sont pas en complète resolution Si on leur fait prendre une position quelconque, ils la gardent un instant, comme s'il s'agissait d'une ébauche de catalepsie, et ne retombent sur le lit que lorsque l'attitude qu'on leur a donnée est un peu fatigante.

Pouls : 17. Regulier

La tension artérielle parait normale

Radiales non atheromateuses.

Respiration tres calme Ressemble a celle du sommeil normal.

Réflexes rotuliens conserves

Sensibilite intacte aux membres inférieurs. La piqûre ne parait pas être sentie aux membres superieurs

Au bout de quelques instants. la tête cesse d'être fixe, les pupilles redeviennent normales et la malade tourne les yeux vers les personnes presentes On lui parle; elle peut repondre a voix basse.

On lui tend un verre de tisane; elle en boit facilement la moitie et nous le remet en disant qu'elle a assez bu.

D'ailleurs, a chaque instant de sa crise, on a pu la faire boire, et, bien que ne pouvant parler, elle se faisait comprendre par gestes.

Il n'y a jamais eu de perte de connaissance.

Duree La crise a duré dix minutes.

Elle a laisse apres elle ùn pouls d'une extrême lenteur, des extremites froides et de la cephalalgie frontale

On peut examiner plus completement la malade.

Cœur. Pas de bruits anormaux.

Pouls. Oscille autour de 40.

Poumons Rien.

Rein Un peu d'albumine.

Appareil digestif Pas de vomissements.

Foie Normal.

A peine l'examen est-il terminé qu'une nouvelle crise éclate, un peu différente de la précédente

Brusquement, les yeux se ferment et la malade est prise de secousses convulsives, bientôt suivies de tremblement des mains et de la mâchoire inférieure

Puis, subitement, le visage devient pourpre.

Les yeux, en s'ouvrant grands et effrayes, nous font apercevoir une dilatation bilatérale des pupilles.

La malade demande alors avec anxiété où elle est et pourquoi nous nous empressons autour d'elle A peine a-t elle fini sa phrase que les yeux se referment; la face devient horriblement pâle.

Après plusieurs alternatives de pâleur et de coloration vive de la face, la malade revient a son état normal, tout en se plaignant de douleurs dans la tête La chaleur revient aux membres et, a ce moment, on compte 60 pulsations radiales a la minute

La crise est terminée et a duré environ cinq minutes.

La malade peut alors s'asseoir sur son lit et repondre aux questions que nous lui posons. Elle se souvient des jours précedents et de l'histoire de sa maladie, mais ne sait rien de ce qu'elle a pu dire et de ce qui s'est passe durant sa crise

11 au 18 juillet. — Jusqu'au 18 juillet, c'est-à-dire pendant 7 jours consecutifs, la malade conserve un état général tres satisfaisant. Elle mange avec appétit Sauf une légere céphalalgie frontale, elle ne se plaint de rien.

18 juillet. — A 4 heures et demie du soir, nouvelle crise.

Tout comme la precédente, elle débute par des alternatives de pâleur et de coloration de la face Puis la résolution devient complete Les membres ne restent plus quelques instants dans la position qu'on leur donne. et les bras, comme les membres inférieurs, retombent inertes sur le lit quand, apres les avoir élevés, on cesse de les maintenir.

La face est pâle. Tout le corps, y compris le visage, est couvert d'une sueur abondante.

Les yeux sont ouverts ; le regard fixe ; les pupilles dilatées.

Bientôt survient un phénomene qu'on n'avait pas observé les jours précédents Rapidement la moitie gauche de la face est contracturée. On voit la commissure labiale gauche se porter fortement en haut et en dehors ; le sillon labiogénien, entraîné également en haut, s'accentue. Ni l'orbiculaire ni le frontal ne sont atteints ; le facial supérieur n'est donc pas interessé

La malade ne parle pas mais comprend ce qu'on lui dit Elle peut boire facilement quelques gorgées de liquide.

Réflexes. Paraissent normaux.

Sensibilité Complètement abolie des deux côtés et dans tous ses modes : Tact, temperature, contact

Respiration. 16 Calme et paisible.

Pouls 27. Faible

Pas de vomissements

Durée La duree de cette nouvelle crise est de beaucoup supérieure a celle des jours précédents La malade reste jusqu'a 7 heures 1/2, c'est-a-dire pendant 3 heures consécutives, dans l'état que nous venons de décrire, sans avoir eprouve a aucun moment une amélioration même passagere

La crise terminée, on l'interroge sur les sensations qu'elle a éprouvées, mais elle ne se rappelle de rien. Tout au plus se souvient-elle d'une sensation de défaillance tres passagere qu'elle rapporte au debut de son acces.

18 juillet, 8 heures du soir — Nouvelle crise légère et fugace, ne durant que quelques minutes

19 juillet. — Contrairement aux jours précédents, la malade ne prend plus aucune nourriture. Elle se plaint d'une lassitude generale et se sent brisée Mais sauf la céphalalgie intense qui fait suite habituellement à ses crises et dure quelques heures, elle n'eprouve pas de douleurs veritables, a localisation précise.

20 juillet — État général excellent. La lassitude et la céphalalgie du jour précedent ont completement disparu. La malade mange d'un fort bon appetit.

20 au 30 juillet. — Bon état géneral Absence complète de crises

La malade attire cependant notre attention sur un point qu'elle ne nous avait pas encore signalé Ce sont des étourdissements survenant au sujet des moindres mouvements, soit que, dans son lit, elle passe un peu brusquement de la position horizontale a la position assise, soit qu'elle se leve, soit seulement qu'elle tourne la tête un peu vivement.

Notons egalement que pendant ces 10 jours d'accalmie elle se plaint aussi de douleurs dans la tête. douleurs irradiant de la région frontale a la région occipitale

D'ailleurs, etourdissements et cephalalgie ont existé depuis le début de la maladie Leur intensité seule a varié, se montrant plus particulierement accusée dans les quelques heures qui précedent les crises. La malade, avertie par ces prodromes, attend sa crise

La sœur du service a laquelle nous demandons des renseignements, nous dit qu'apres les attaques la malade se montre regulierement d'un caractere plus vif, devenant impolie et presque furieuse alors qu'elle est ordinairement très paisible.

Nous apprenons également que les crises sont fréquemment suivies de diarrhée.

30 juillet — Vers 3 h. 1/2 du soir, malaise caractérisé par les symptômes suivants ; pâleur de la face, refroidissement des mains, mal de tête, bourdonnements et sifflements d'oreille, tendance a la syncope.

Obnubilation cerebrale legere La malade répond assez bien aux questions qu'on lui pose. Elle dit avoir passe toute la nuit dans le même etat. Crises de diarrhee pendant la nuit.

Sensibilite. — Anesthesie de la face a tous les modes.

Fourmillements aux pieds et aux mains pendant les crises.

Pouls : 26

Respiration . 62.

31 juillet. — Mêmes phenomenes douloureux.

Pas d'obnubilation cerébrale. La malade decrit nettement ses crises douloureuses

Pouls : 26.

Respiration · 50.

Face. Deviation. Affaissement a gauche.

Quand la malade parle les muscles se contractent a droite et pas a gauche. Le facial superieur est toujours indemne.

Pupilles egales Pas d'ophtalmoplegie interne ou externe.

Aucun phenomene moteur du côte des membres.

Sensibilite — L'anesthesie persiste presque complete sur les côtes de la face. Elle paraît cesser sur la poitrine.

Pas de déviation de la langue

Pas de vomissements.

31 juillet-1er août. — Pendant la nuit deux petites crises avec pertes de connaissance passagere.

1er août — Pouls 24. Bruits cardiaques sourds

Vers 9 heures du soir, crise d'une 1/2 heure pendant laquelle on observe des alternatives de rougeur et de blancheur de la face. Parfois une des moities de la face est vultueuse tandis que l'autre est pâle Perte de connaissance.

2 août — Pouls . 36

3 août. — Pouls . 25.

Pas de crises mais faiblesse generale accusee. La malade, oppressee, ne peut plus se lever. Elle se plaint de douleurs thoraciques.

7 août. — A 1 heure du matin, crise de peu de durée (15 minutes environ).

A 5 heures du matin commence une crise, beaucoup plus forte, qui dure toute la matinee La malade tombe sans connaissance et pousse des cris.

Pouls 27. Non seulement lent, mais tres faible, a peine perceptible, filiforme. Par alternatives les pulsations deviennent parfois tres fréquentes (112) et arythmiques. Les bruits du cœur sont sourds ; ses battements sont desordonnes.

Pas de sueur froide sur le corps ; les mains seules sont glacees.

La face, tres pale, se colore vivement par intervalles puis revient pâle.

Vers 10 heures du matin on observe une pâleur cadaverique. A ce moment, le pouls, tres faible, n'est senti qu'a de rares intervalles La respiration, penible, est parfois suspendue pendant 15 secondes.

Reflexe corneen aboli. Pupilles dilatees (la droite un peu moins)

Tout fait croire a une mort imminente. Puis la face se colore, la respiration reprend et la vie revient jusqu'a une prochaine interruption.

A d'autres moments, la respiration est stertoreuse, avec arrêts et reprise.

La paralysie faciale est toujours evidente.

Par intervalles, la malade parle et regarde autour d'elle. Puis elle crie, se debat un peu et retombe.

Duree Enfin, vers onze heures du matin, elle revient tout a fait a elle. On peut la faire boire. Elle ne sait rien de ce qui s'est passé.

La mort survient, en pleine crise, dans l'apres-midi.

Autopsie. — *Examen macroscopique.*

Poumons. — A droite, symphyse pleurale. Un peu de liquide dans la plevre. Quelques plaques fibreuses a la surface de la sereuse. Cicatrices du sommet accompagnees de granulations tuberculeuses anciennes.

Congestion legere.

A gauche, mêmes lesions anciennes du sommet.

Cœur. Quelques plaques laiteuses sur le pericarde.

La coupe du cœur presente un aspect blanchâtre.

Leger epaississement du bord libre de la tricuspide.

Aorte suffisante Valvules sigmoïdes tres souples. On constate neanmoins a leur base et sur la grande valve de la valvule mitrale de petites plaques dépolies, sans nodosites calcaires et sans la moindre retraction.

Les arteres coronaires sont permeables.

Aorte thoracique et abdominale. Quelques plaques d'athérome au niveau de la partie inferieure de la crosse.

Aorte saine dans tout le reste de son trajet.

Foie Volume normal. Quelques bandes fibreuses a la surface. Quelques calculs dans la vesicule.

Rate Volume normal. Leger epaississement fibreux de la capsule

Reins. Petits. Adipose centrale Atrophie de la substance corticale Decortication difficile.

Estomac. Rien aux orifices. Rien aux courbures. Aucun epaississement des parois

Centres nerveux. L'ouverture du crâne est pratiquée selon les regles habituelles. La section de la moelle est pratiquee tres bas au moyen d'une trepanation de la partie posterieure des vertebres cervicales.

L'examen le plus minutieux ne permet pas de trouver au niveau des arteres vertebrales, du tronc basilaire, des arteres cerebelleuses anterieures, moyennes et posterieures, la moindre lesion atheromateuse.

Aucune trace de meningite dans la region bulbo-protuberantielle.

Pas de teinte grise des nerfs mixtes.

Pas d'exces de liquide cephalo-rachidien

Ni la section transversale de la protuberance, ni les coupes du cerveau, faites en différents sens, ne permettent de voir la plus petite lésion

Sur différentes coupes intéressant les pédoncules cérébraux et la région des tubercules quadrijumeaux antérieurs, on reconnaît l'existence d'une légère teinte hortensia par plaques disséminées.

Bulbe. Une première section est pratiquée immédiatement au-dessous du plan d'émergence de la Xme paire.

On se rend compte facilement qu'une teinte hortensia, sensiblement égale des deux côtes, la colore légèrement dans toute l'étendue d une région comprise entre les faisceaux solitaires et un plan transversal passant immédiatement en arrière des olives Aucun foyer hémorrhagique.

Une deuxième section est faite à deux millimètres environ au-dessus de la première et ce fragment de bulbe est plongé directement dans l'alcool

Les autres parties du bulbe sont mises dans le Muller.

Examen microscopique.— Après 48 heures de durcissement dans l'alcool des coupes du fragment du bulbe comprenant les origines du X sont faites à l'aide du microtome à glissière. Certaines coupes sont colorées suivant la méthode de Nissl (bleu polychrome de Unna, décolorant de Gothard, suivant le procédé de Philippe). D'autres coupes sont soumises à la double coloration . hématéine et Van Gieson.

(a) *Coupe portant sur la partie inférieure du fragment.*

(Examen avec le microscope de Stiassnie; oculaire 1, objectif 2).

Augmentation des noyaux dans toute l'étendue de la coupe, sans que cette augmentation paraisse plus accentuée sur une région déterminée.

En plusieurs points, on aperçoit des amas de noyaux affectant dans leur ensemble une disposition qui rappelle la forme d'un vaisseau. Certains de ces groupements siègent au niveau du faisceau pyramidal; d'autres occupent la partie moyenne de la coupe.

Certaines coupes, colorees avec l'hemateine et le Van Gieson, apparaissent, a un faible grossissement, criblees de lacunes et d'espaces clairs, disposes concentriquement autour de zones rosees, representant les vaisseaux

(b) *Coupe portant à 1 millimètre plus haut.*

Ces coupes interessent le noyau d'origine du X.

— 1° Examen avec Oculaire 1 et Objectif 2.

Même aspect general de la coupe.

Les particularités signalees a propos de la coupe precédente sont plus accusees. Les amas de noyaux dessinant la lumiere des vaisseaux sont plus nombreux. On trouve des vaisseaux obstrués au niveau des faisceaux pyramidaux, dans les noyaux juxta olivaires, entre l'olive et le noyau du X, et immediatement en arriere de ces noyaux

Ces vaisseaux obstrués sont representes dans la piece ci-jointe (Planche I) par des traits pleins.

Avec ce grossissement nous voyons egalement des vaisseaux, a paroi epaisse, contenant, dans leur interieur, a côte de globules rouges a peines colores sur les coupes de Nissl et colores en jaune sur les coupes traitees par le Van Gieson, des noyaux en nombre plus considerable qu'a l'etat normal.

Autour des vaisseaux est une zone claire donnant a l'ensemble de la coupe cet aspect criblé, que nous avons deja signalé, mais qui s'est encore accentuee a ce niveau

L'aspect des deux noyaux, droit et gauche, est identique.

— 2° Examen avec . Oculaire 1. Objectif 8.

Examen des vaisseaux. — Certains vaisseaux sont completement obstrues. Leur calibre est occupe completement par des leucocytes polynucleaires. Au milieu de ces leucocytes sont des corps granuleux. On trouve egalement des granulations de forme irreguliere uniformement teintees par le bleu de methylene et representant probablement des débris de polynucleaires.

D'autres vaisseaux ne presentent plus dans leur interieur

qu'un petit nombre de globules blancs (polynucléaires); la plus grande partie du calibre du vaisseau est occupee par un tissu rosé, tres dense, émanant des parois vasculaires.

Des qu'on examine des vaisseaux de notable calibre on constate aisement que leur paroi est considerablement epaissie, d'aspect vitreux et cassant. La gaîne lymphatique, tres elargie, contient des corps granuleux.

Autour des vaisseaux d'un certain calibre existe, comme nous l'avons vu, un espace clair determine par la rarefaction du tissu nerveux perivasculaire. Independamment de ces lacunes perivasculaires existent, de place en place, de petites lacunes traversees par des fibrilles de nevroglie et representant de petits foyers de ramollissement lacunaire.

En parcourant la coupe on constate, en outre, en beaucoup d'endroits, des globules blancs disposes en file de 4, 5 ou 6 éléments et representant des capillaires obstrues. En effet, en dehors de ces globules blancs on retrouve, de place en place, de petits noyaux allonges (endothelium capillaire) En certains points les capillaires sont un peu plus volumineux et les noyaux allonges sont reunis par une petite membrane basale extrêmement mince et tres refringente.

Ces capillaires obstrues se retrouvent dans toute l'etendue de la coupe.

Noyau du X. — La plupart des cellules sont surcolorees et prennent une coloration diffuse. On trouve au niveau des noyaux un assez grand nombre de cellules arrondies dont les prolongements sont grêles et le noyau excentrique Ces cellules presentent également une chromatolyse centrale et quelquefois même des vacuoles.

(c) *Coupe de la region protuberantielle.*

Plus on s'ecarte du plan passant le X, plus les thromboses deviennent rares Il n'en existe plus au niveau de la region protuberantielle. On constate seulement une proportion excessive de leucocytes occupant les gaînes lymphatiques des vaisseaux, les parois vasculaires etant épaissies et sclérosees.

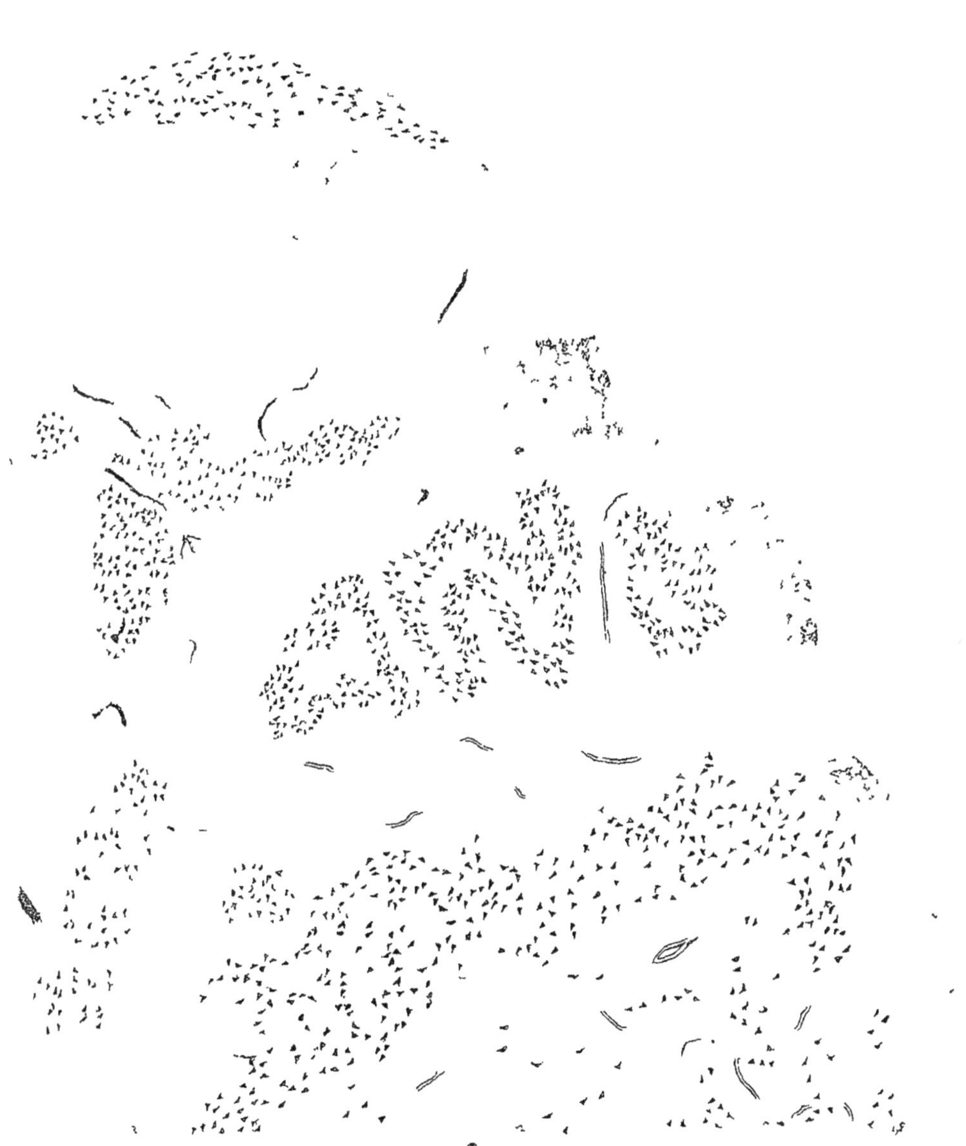

Fig. 1.

En résumé, les coupes du bulbe intéressant les noyaux du X présentent, dans leur ensemble, des lésions vasculaires d'artério-sclérose. Un grand nombre de vaisseaux sont oblitérés. Les thromboses ne paraissent pas toutes de même âge ; les unes semblent récentes et constituées exclusivement par des globules blancs, les autres paraissent présenter un commencement d'organisation.

Il existe une multitude de capillaires qui rend probable l'hypothèse d'une néoformation.

Il y a de nombreux ramollissements périvasculaires et des lacunes surtout développées au niveau des noyaux du X.

A propos des constatations faites sur le noyau de la Xme paire nous ajouterons qu'il est difficile, étant donnée la présence dans cette région d'un assez grand nombre de cellules de la substance gélatineuse de Rolando, d'apprécier dans quelle proportion les cellules de la Xme paire sont lésées.

En résumé, cette deuxième observation nous a permis de suivre jusqu'au bout un malade atteint du syndrome de Stokes-Adams. Chez lui, le pouls considérablement ralenti au moment des crises (17 pulsations), oscille dans leur intervalle autour de 40. La perte de connaissance n'est pas complète. Le malade passe brusquement du vertige à l'apoplexie. L'exagération du syndrome coïncide avec l'apparition d'une paralysie faciale. La température est toujours inférieure à la normale. A la période ultime le cœur, complètement désordonné, passe brusquement de 27 à 112 pulsations à la minute. Puis la mort survient en pleine crise. L'autopsie est négative, quant aux lésions cardio-vasculaires, mais la coupe du bulbe présente une teinte hortensia macroscopiquement limitée à une région restreinte. L'examen microscopique confirme l'ischemie bulbaire supposee. Les thromboses vasculaires expliquent tous les phenomenes observés pen dant la vie.

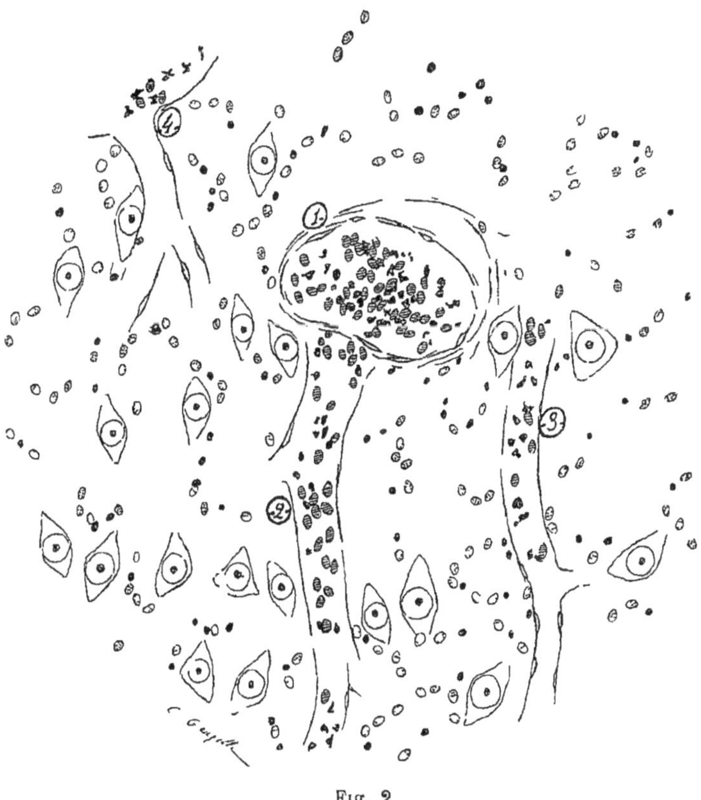

Fig. 2

Abordons maintenant, a l'aide des deux observations que nous avons presentees, une vue d'ensemble de la symptomatologie du syndrome de Stokes-Adams.

SYMPTOMATOLOGIE

Presque toujours le syndrome de Stokes-Adams s'installe d'une facon insidieuse. Ses debuts restent complètement inaperçus, aucun malaise ne venant troubler la santé génerale.

Puis tout-à-coup, sans cause apparente, le malade est pris subitement soit de vertiges (Obs. 2), soit de syncopes (Obs. 1). Il sollicite une consultation médicale et l'examen du pouls permet au clinicien de rattacher à leur véritable cause les accidents a propos desquels on lui demande un avis.

Souvent, c'est par hasard, à l'occasion d'une maladie intercurrente, que le médecin s'aperçoit de la lenteur extrême des pulsations radiales.

L'attention se concentre désormais tout entière sur les symptômes cardio-vasculaires et nerveux qui ont fait reconnaître l'affection et l'on est amené à analyser l'un des éléments du syndrome : la lenteur du pouls.

Que faut-il entendre par pouls lent? — On appelle pouls lent le pouls qui bat d'une façon habituelle au-dessous de 60 pulsations, 40 ou 50 battements étant des chiffres moyens.

Mais, très souvent, le ralentissement est beaucoup plus marqué. On ne compte plus que 42 (Obs. 1), 30, 24 (professeur Wertheimer, *article Pouls, Dictionnaire Dechambre*), 17 (Obs 2), pulsations par minute. Parfois même les battements artériels sont moins nombreux ; on n'en note plus que 16 (Rendu) et même 5 par minute.

Malgré cette diminution considerable dans le nombre des pulsations, le pouls reste d'habitude plein, régulier, bien frappé (Obs. 2). Une cardiopathie coexistante peut, naturellement, troubler le rythme du cœur ; il s'agit alors d'un symptôme surajouté. Le dicrotisme est quelquefois manifeste.

Sur le tracé sphygmographique, la ligne d'ascension est brusque et verticale tandis que la ligne de descente est lente et traînante. (Voir tracé sphygmographique du professeur Wertheimer (*In traité de Médecine* 2e édition, page 407) pris chez une malade dont la radiale battait 24 fois par minute).

Néanmoins, il est utile de faire remarquer, dès l'instant, que les chiffres extrêmes que nous avons signalés (17 et 5 pulsations) correspondent toujours à des paroxysmes dans la bradycardie, lesquels se produisent d'une façon constante au moment des crises nerveuses, quelle qu'en soit la forme. Un pas de plus, le cœur s'arrête, et la mort subite se produit. Mais, si la mort est évitee, on voit, dans l'intervalle des crises, le nombre des pulsations remonter et se maintenir en général aux environs de 50 battements à la minute (Obs. 1 et 2).

Quelquefois, à la periode ultime, le cœur bat très rregulierement. Dans l'Observation 2, il passait brusquement de 27 à 112 battements, pour retomber ensuite à 25.

Le pouls est parfois bigeminé, chaque pulsation forte est suivie d'une pulsation beaucoup plus faible. Chez notre malade (Obs. 1), il n'y avait pas de bigémination reelle. On constatait seulement, de temps en temps, une pulsation precipitée.

La pression artérielle est variable suivant les cas. Elle peut depasser le chiffre physiologique ou lui être inférieure.

Ni les exercices musculaires, ni les emotions qui, à l'état normal, influencent dans une large part le rythme du cœur, ne permettent au pouls lent de s'accelérer d'une façon notable La fièvre intense, seule, determine une accelération du pouls. Mais cette acceleration est toujours légère et l'on assiste à ce spectacle frappant d'une température excessive accompagnant un pouls qui bat avec une desesperante lenteur.

A l'auscultation, les bruits du cœur sont presque toujours normaux (Obs. 1 et 2), mis à part, bien entendu, les cas où une lesion valvulaire complique le syndrome.

L'augmentation de la pression arterielle est parfois rendue evidente par le retentissement exagére du deuxième bruit. On peut entendre un bruit de galop ; mais ce qui frappe surtout, c'est la longueur extrême des silences et, dans les cas intenses, l'observateur attend avec anxieté qu'une nouvelle systole vienne témoigner que l'arrêt du cœur n'est pas definitif.

En auscultant attentivement le cœur on peut, dans certains cas, percevoir, pendant les grands silences, des bruits sourds et lointains, donnant la sensation de demi-battements ou de contractions rapidement étouffees.

Pour quelques auteurs ces contractions cardiaques incomplètes seraient assez fréquentes, et M. Huchard, qui a fort bien observe le phenomène, le décrit sous le nom de *systoles en écho*. Selon lui ces contractions suivraient de près, comme une sorte d'echo, le battement normal du cœur, mais la systole etant incomplète n'aurait pas la force de lancer dans le torrent circulatoire une ondee sanguine suffisante pour soulever l'artere radiale. Le sphygmographe ne revèle souvent aucun soulèvement en coincidence avec ces bruits intercalaires. Si le soulèvement se produit, le pouls bigeminé est constitue.

La theorie de M. Huchard n'est pas acceptée par tous les observateurs, et MM. Chauveau et Vaquez, se basant sur la physiologie expérimentale qui demontre que la contraction des oreillettes peut être independante de celle des ventricules, ont pense que les demi-battements et les systoles en echo etaient dus uniquement a la contraction des oreillettes. C'etait d'ailleurs l'opinion que Stokes avait soutenue. Et de fait les tracés sphygmographiques leur ont permis de constater l'existence de soulevements veineux de la jugulaire analogues à ceux que produit la contraction de l'oreillette droite et en exacte coïncidence avec les bruits cardiaques en question.

Mais les expériences n'ayant pas toujours été concluantes, Me Vaquez reconnaît que parfois « à la suite d'appels reiterés de l'oreillette, le ventricule daigne, pour ainsi dire, entrer en contraction », de sorte qu'il est souvent difficile de faire, dans certains cas, la part qui revient a l'oreillette ou au ventricule dans la production du demi-battement. — C'est ce qui a permis à M. Pouzin (*Thèse Paris, 1898*) de se ranger à la theorie qùe M. Huchard avait si vaillamment soutenue. Aussi, cet auteur conclut-il, après avoir rappelé que la systole de l'oreillette est, par elle-même, silencieuse, que le bruit surajoute est produit par « l'occlusion des valvules auriculo-ventriculaires. » Il y aurait une systole ebauchee, incapable de lancer jusqu'à la peripherie une ondée sanguine appreciable.

Symptômes nerveux. — Aux symptômes circulatoires viennent s'ajouter, pour completer le syndrome, des accidents nerveux.

Ces accidents peuvent apparaître uniquement à l'occasion de crises de bradycardie passagère et laisser dans leur intervalle un pouls physiologiquement normal. Mais dans la très grande majorité des cas, ils eclatent dans le cours d'un état morbide caractérisé par le ralentissement excessif du pouls, sous forme de crises donnant à la maladie une allure absolument spéciale.

Ces accès vont du simple vertige à l'attaque

apoplectiforme et ne diffèrent que par leur intensité.

Ce sont :

des vertiges ;

des attaques syncopales ou apoplectiformes ;

des accès épileptiformes.

Le *vertige* est un phenomène fréquent. Il peut être isole et rester tel pendant un temps plus ou moins long, sans aboutir jamais aux attaques apoplectiformes ou épileptiformes. Souvent il est la première manifestation de la maladie et permet a lui seul de soupçonner le diagnostic (Obs. 2).

Le vertige peut être précedé d'une céphalalgie qui permet au malade de prevoir la crise qui va le surprendre (Obs. 2). Dans la suite le moindre effort, le moindre mouvement, la plus petite emotion le fait naître (Obs. 2). Il suffisait à notre malade de tourner un peu brusquement la tête pour qu'immédiatement le vertige apparaisse.

La *syncope* peut succéder au vertige. Habituellement elle eclate d'emblée et le malade tombe à terre privé de connaissance (Obs. 1. D'ailleurs chute et perte de connaissance sont différemment associées. l'une precédant l'autre ou inversement, suivant les cas La resolution musculaire est complète. Au bout d'un temps variable, mais qui ne depasse pas quelques minutes, exceptionnellement 1/2 heure Obs. 1), le malade revient à lui. Il est fatigué et ne se souvient nullement de ce qui s'est passe (Obs. 2)

Souvent, à une periode avancee de la maladie. la syncope s'accompagne d'un *état apoplectiforme* avec facies congestionne, vultueux, couvert de sueur (Obs. 2). Puis tout rentre dans l'ordre ou il persiste certaines paralysies du mouvement et de la sensibilite (Obs. 2). L'etat apoplectiforme peut ne pas aboutir à la perte de connaissance ou alterner avec l'aspect exsangue de la face (Obs. 2). Il est parfois le prélude de la terminaison fatale.

Tout comme le vertige, l'attaque apoplectiforme peut être precedee d'une sorte d'aura, de nature et d'intensite variables. La plus vulgaire est la céphalalgie (Obs. 2), mais d'autres phénomènes peuvent preceder la crise : constriction douloureuse du thorax, sensation de vide cérébral, « bruits etranges de tonnerre ou de vitres brisées ».

Enfin, à une periode plus tardive, surviennent quelquefois des accès convulsifs *épileptiformes* qui, à part le cri initial et la chute qui font défaut, reproduisent le tableau classique de l'epilepsie vulgaire. Il y a : convulsions, morsure de la langue, stertor terminal, laissant à leur suite un etat d'hébétude et d'abattement prononcés.

La frequence des accidents nerveux est excessivement variable. On les voit parfois se produire en très grand nombre dans le courant d'une même journée, d'une façon presque subintrante (Obs 2) ou, au contraire, présenter des rémissions de plusieurs semaines ou de plusieurs mois. Dans certains cas ils ont une allure periodique (Obs. 2).

Tous ces accidents peuvent rester isolés. En genéral, ils se succèdent dans l'ordre où nous les avons décrits, commençant par le vertige pour aboutir a l'apoplexie ou a l'épilepsie (1re Obs. de Morgagni).

A côte d'eux, d'autres phenomènes peuvent surgir, phénomènes accessoires, sans doute, souvent inconstants et disparates, mais qui n'en viennent pas moins compliquer, a un moment donne, le tableau symptomatique du syndrome.

Parmi ces phenomenes secondaires, deux surtout meritent d'être retenus. Ils accompagnent la crise. Ce sont : la dyspnée et les vomissements.

La dyspnee est parfois considerable, 62 (Obs. 2).

Les vomissements existaient chez notre malade (Obs. 2). On les retrouve dans la 1re Obs. de Morgagni.

Puis : la dilatation pupillaire uni ou bi-laterale, les bourdonnements et sifflements d'oreille, la sensation de froid intense, l'albuminurie.

Habituellement, les symptômes generaux sont nuls, la temperature est normale. Exceptionnellement l'hypothermie est manifeste. Chez la malade qui a fait le sujet de notre deuxieme Observation, la courbe thermique est toujours restee au-dessous de 37°, oscillant entre 35° et 36°2.

Dans le courant de l'affection peuvent survenir des troubles nerveux speciaux, faisant presager l'origine bulbaire probable des accidents. Parmi eux, il convient de citer la paralysie faciale et les troubles de sensibilite dans la sphere du trijumeau. Citons a ce propos l'Observation du professeur Brissaud (*Leçons cliniques, 2e série, page 343*). Il s'agit d'un homme entre dans son service pour une paralysie de la VIIe paire et chez lequel ou constata ıncidemment le syndrome de Stokes-Adams. Nous y reviendrons au chapitre pathogenique.

Le developpement de la paralysie faciale n'est pas toujours contemporain des autres troubles nerveux. Chez notre malade (Obs. 2), elle s'est installée a la periode pre-ultime.

Cette paralysie peut être transitoire ou definitive. Transitoire, elle accompagne les crises et cesse avec elles. Définitive, elle leur survit.

Les troubles moteurs du territoire du VII ne presentent pas toujours d'emblee la forme paralytique. Dans notre Observatıon (Obs. 2), les premières crıses observees s'accompagnaient de contracture. Plus tard seulement survint la paralysıe.

La paralysie faciale peut exister seule ou s'accompagner de troubles divers dans la zone d'influence des nerfs bulbaires. La Vme paire paraît plus particulierement interessee. On observe des nevralgies de la face (Brissaud) et des troubles de la sensibilité objective : Hyperesthesie, anesthesie (Obs. 2), totale ou partielle.

En resume, deux ordres de symptômes cardinaux caractérisent le syndrome de Stokes-Adams :

Les troubles circulatoires (bradycardie-syncope).

Les troubles nerveux (vertige, apoplexie, epilepsie).

A ces symptômes cardinaux viennent se joindre des élements d'ordre secondaire, la plupart de nature nerveuse, faisant presager l'origine bulbaire des accidents.

DIAGNOSTIC

Nous venons de grouper dans le chapitre precedent les differents élements constitutifs du syndrome de Stokes Adams.

Il nous paraît utile, avant d'aborder la pathogenie, de dire quelques mots du diagnostic de l'affection.

Le fait de constater simplement, chez un malade, une lenteur plus ou moins permanente du pouls, ne suffit pas pour porter un diagnostic précis. Nous avons deja vu qu'il y avait des individus chez lesquels la lenteur du pouls pouvait être considerée comme physiologique, puisqu'elle n'etait ou n'avait jamais ete accompagnee d'aucun trouble de la sante generale. Le fait, pour être rare, n'en est pas moins évident, et sa simple constatation ne permet pas d'affirmer qu'un jour ou l'autre des crises vertigineuses ou syncopales ne viendront pas changer la face des choses et ranger comme pathologique un phenomène qu'on avait consideré, jusqu'alors, comme absolument banal.

Nous avons egalement vu que toute une serie d'intoxications ou d'alterations sanguines pouvaient determiner une bradycardie plus ou moins passagère : chlorose, convalescence des maladies infectieuses, ictère, etc. ; et que des affections meningées ou une simple contusion cerebrale pouvaient agir dans le même sens. Mais l'evolution transitoire du phenomène, sa recente apparition, la coexistence d'autres symptômes de l'affection, et souvent la connaissance d'une intoxication accidentelle ou volontaire, mettront immediatement le medecin sur la voie du diagnostic.

Bien plus souvent c'est le vertige, pour lequel le malade vient consulter, qui eveille l'attention du medecin et lui permet, lorsqu'il observe le pouls, de constater une bradycardie dont la date reste souvent indeterminee, le malade ne pouvant retrouver, dans ses antecedents, le moindre malaise qui permette de preciser le debut probable de l'affection.

Peu a peu la maladie se caracterise. Les symptômes cardinaux apparaissent Le diagnostic s'impose.

Il serait tres simple s'il n'y avait des formes anormales, dont la connaissance est indispensable au clinicien.

Ces formes anormales ont ete decrites par M. Huchard, qui les distingue en formes frustes et formes incompletes.

Formes frustes. — Les formes frustes sont celles concernant des individus chez lesquels le pouls lent etait considere comme physiologique parce que, n'ayant jamais abouti à la perte de connaissance, il s'était seulement manifeste soit par un léger malaise precordial avec arythmie cardiaque, soit par des crises d'extrême pâleur de la face avec affaiblissement des forces et menaces de lipothymies.

Puis, un beau jour, bien que la marche des accidents et l'etat general du sujet ne permettent pas de porter un pronostic sevère, survient une syncope rapidement mortelle:

Formes incomplètes. — Quant aux formes incompletes, M. Huchard denomme ainsi celles ou le pouls n'etant pas lent d'une façon permanente le devient seulement au moment des attaques, pour remonter ensuite vers sa fréquence habituelle.

Si l'on n'assiste pas a la crise on meconnaît d'autant mieux le syndrome que rien ne permet de le soupçonner *(groupe b du schéma. Page 10).*

Mes ces cas sont, en somme, exceptionnels. Chez la plupart des malades l'accès paroxystique ne tarde pas à influencer le pouls d'une façon bien plus continue. On ne trouve plus le pouls lent seulement au moment de l'accès, mais un pouls qui reste lent d'une façon permanente, ou, tout au moins, qui tend vers la permanence.

Aussi, en pratique, il n'y a pas lieu d'insister sur ces formes frustes ou incomplètes qui, malgré les accidents graves qu'elles peuvent determiner, n'en restent pas moins des cas rares dont le pronostic ne peut être fixé d'une façon même approximative. Tout au plus, ces accidents passagers pourront-ils mettre le clinicien en éveil et permettre de faire quelques restrictions si l'on se souvient que la bradycardie paroxystique peut fort bien se compliquer a un moment donné des phénomènes syncopaux ou epileptiformes qui sont la caracteristique fondamentale du syndrome de Stokes-Adams.

Toutes ces restrictions une fois faites et le diagnostic du syndrome étant pose, voyons maintenant à quelles causes ces accidents si spéciaux peuvent être rapportés.

DISCUSSION PATHOGÉNIQUE

Jusqu'à ce jour les opinions les plus diverses ont eu cours au sujet du syndrome de Stokes-Adams.

Les lésions trouvees a l'autopsie etant variables, aucune notion precise n'avait pu s'en degager et rallier tous les suffrages.

La conception pathogénique la premiere en date remonte a Stokes et à Adams qui, frappes de rencontrer à l'autopsie de presque tous leurs malades des alterations cardiaques manifestes, n'hesiterent pas à rapporter tous les symptômes circulatoires ou nerveux pendant la vie à la surcharge ou a la dégéneresceuce du cœur.

La *théorie cardiaque* était fondée, mais elle ne tarda pas à succomber devant l'observation qui montra que nombre de cardiaques n'avaient jamais eu de pouls lent permanent et que bien souvent, a l'autopsie de gens qui avaient présente un ralentissement manifeste et indiscutable du pouls des lésions cardiaques manquaient completement. La myocardite seule est, en effet, incapable d'expliquer le ralentissement du cœur puisque la faiblesse de l'impulsion systolique qu'elle produit amene l'abaissement de la pression artérielle et que Marey a demontré que lorsque la pression s'abaissait, l'accélération cardiaque était la consequence de cet abaissement. De sorte que si l'on veut rapporter le ralentissement cardiaque à la myocardite il faut faire intervenir, en outre, l'anémie bulbaire, conséqence de là faiblesse impulsive d'un myocarde malade.

La théorie cardiaque ne pouvant survivre devant l'observation minutieuse des faits, on a cherche l'explication du syndrome dans l'irritation ou la compression de la region bulbaire. Halberton (1844) a rapporté une observation dans laquelle, à la suite d'une chute sur la tête, se declarerent des crises syncopales avec pouls lent. A l'autopsie on nota un rétrecissement considérable du trou occipital qui ne pouvait plus guère admettre que le petit doigt.

Charcot (*Leçons sur les maladies du systène nerveux, tome II, page 147*), dans son etude magistrale sur les compressions de la moelle, critique la théorie cardiaque. Passant en revue les différents symptômes de la compression de la moelle cervicale : troubles oculo-pupillaires, toux, dyspnee, crises gastriques, troubles de la déglutition, il mentionne les attaques d'epilepsie (dont une remarquable observation avait ete publiee par Dumenil, de Rouen), puis insiste sur l'un des phenomènes les plus intéressants qu'on puisse rencontrer : le ralentissement permanent du pouls.

Charcot pense qu'il ne faut pas toujours le considerer comme la consequence d'une affection organique du cœur : retrecissement aortique, degénérescence graisseuse du cœur, etc... Charcot observait, à la Salpêtrière,des vieillards dont le pouls battait 20 et 30 fois par minute, et cela, pendant des années Les vérifications anatomiques n'avaient montré que des lésions banales. Aussi Charcot se demande-t-il si « la cause organique du ralentissement des battements artériels ne serait pas dans la Moelle cervicale ou le Bulbe rachidien ».

La *théorie bulbaire* etait créée. Toutes les observations qui sont venues, depuis, apporter à la pathogénie du syndrome le contingent de faits cliniques et anatomo-pathologiques, n'ont fait que la confirmer.

Elle a d'ailleurs un solide point d'appui dans les expériences physiologiques qui, depuis la découverte de Weber en 1845, ont montré que l'excitation du bout periphérique du X, pouvait déterminer un arrêt des mouvements du cœur. En rapprochant l'effet et la cause, il était rationnel de penser qu'en dernière analyse il fallait rapporter la lenteur du pouls à un fonctionnement anormal du X. Qu'il s'agisse de traumatisme direct ou indirect, en définitive c'est le X qui, intéressé sur un point quelconque de son parcours, manifeste l'excitation qu'il subit par une exagération de son rôle frénateur.

On a bien objecté que si cette theorie était conforme à l'expérimentation physiologique elle ne pouvait expliquer tous les cas et que, lorsqu'il s'agissait d'innervation cardiaque, la question était beaucoup plus complexe; que le grand sympathique, avec ses fonctions acceleratrices, devait, lui aussi, entrer en ligne de compte et que sa paralysie, en laissant a la dixième paire une influence predominante, etait capable de provoquer le ralentissement des battements du cœur.

Rien n'est venu jusqu'a ce jour infirmer la possibilite d'une alteration du sympathique, et, recemment même, Silva (*Gaz. med. Lomb.*, mai 1898) s'est montre le defenseur de cette nouvelle hypothèse, faisant dans la paralysie des ganglions sympathiques l'origine du ralentissement des battements cardiaques.

Quoi qu'il en soit de l'hypothèse de Silva, le rôle capital du pneumogastrique dans le ralentissement du cœur est un fait qui, a l'heure actuelle, ne peut plus être mis en doute. Il doit être accepté sans réserve puisqu'il trouve sa confirmation dans des expériences physiologiques (section, excitation de la Xme paire) et des constatations anatomo-pathologiques: fractures, tumeurs (Cas de Paul Masoin, compression du X droit par une tumeur carcinomateuse. Nerf pas altéré. Excitation purement mecanique. *Bulletin de l'Académie de Méd. de Belgique*, 1901).

Mais lorsqu'il s'agit d'interpréter les différents symptômes : vertiges, syncopes, crises apoplectiformes ou epileptiformes, qui, en s'associant au ralentissement du pouls, viennent donner au complexus symptomatique une allure si caractéristique, la question entre immediatement dans une phase nouvelle. Elle se complique d'autant mieux que la nullité des lésions trouvées à l'autopsie autorise l'entrée en scène de toute une série d'hypothèses, trouvant un point d'appui momentané dans la constatation des accidents divers observés pendant la vie.

Dejà, on avait remarqué que la compression ou l'altération seule du nerf pneumogastrique, si elle suffisait pour produire un ralentissement du cœur, ne s'accompagnait pas souvent de vertige ou de syncopė et que ces deux accidents apparaissaient, au contraire, lorsque la lésion, siégeant plus haut vers les noyaux moteurs du nerf, comprimait le bulbe. Le pneumogastrique était toujours en cause ; il était atteint dans son centre au lieu de l'être dans sa périphérie.

Mais ces faits de compressions du bulbe sont en réalité exceptionnels et l'étendue des lésions ne permet pas de tirer de conclusions précises.

On chercha alors parmi les lesions constatees à l'autopsie d'individus qui succombaient au syndrome de Stokes-Adams sans jamais avoir été atteints de traumatismes de la base du crâne, celles qui pouvaient le mieux expliquer la pathogénie du syndrome. Et comme l'âge avance des malades qui en sont atteints s'accompagne souvent *d'artério sclérose* plus ou moins géneralisee, on accusa cette dernière de la cause de tous les accidents.

M. Huchard alla même plus loin en proposant de substituer au terme de syndrome de Stokes-Adams celui de maladie de Stokes-Adams. Il y aurait toujours, selon lui, une alteration vasculaire generalisée dont la localisation bulbo-protubérantielle donnerait naissance au syndrome en question.

On s'est bien vite aperçu que si l'artério-sclérose avait un rôlè, que personne ne lui refuse, elle était incapable d'expliquer tous les cas et qu'il n'etait guère legitime de faire de cette lesion vasculaire généralisée la cause unique du syndrome.

On voit, en effet, le syndrome se produire chez des vieillards qui n'ont pas la veritable arterio-sclerose generalisée mais qui presentent seulement des altérations vasculaires bulbo-protubérantielles telles que l'arterite nodulaire, si souvent localisee à l'hexagone de Willis, l'arterite goutteuse, l'arterite syphilitique.

Quelquefois même il n'y a ni arterio-sclérose généralisee, ni arterite partielle (Obs. 2), et l'impuissance dans laquelle on est de déterminer une lésion vasculaire nettement circonscrite a fait conclure que le ralentissement du pouls est un symptôme de l'*urémie*.

L'urémie est capable de determiner le syndrome de Stokes-Adams, comme elle est capable de produire beaucoup d'autres accidents nerveux localisés. La sclerose renale, si frequente chez les vieillards, donne naissance à l'urémie Mais pour faire de l'urémie la cause unique des accidents il aurait fallu, tout au moins, s'assurer sur des coupes du bulbe que les noyaux centraux du pneumogastrique n'étaient pas atteints dans leur vascularisation par une lesion arterielle quelconque

Il faut conclure que si toute une serie d'affections peuvent realiser le syndrome de Stokes-Adams : Compression de bulbe, tumeur, lesions vasculaires bulbo-protubérantielles ou généralisées, elles le doivent à un lien qui leur est commun : elles modifient la vascularisation et le fonctionnement du noyau du pneumogastrique Le rôle modérateur de la Xme paire est exagere, et son influence n'etant plus contrebalancée par le rôle accelerateur du sympathique, il s'en suit un ralentissement des battements du cœur. Quelle que soit la cause du trouble fonctionnel, quelle que soit la nature de la lesion, le résultat est toujours le même.

Il n'y a pas toujours de lesion déterminee ; l'oblitération vasculaire peut faire defaut, mais le calibre du vaisseau peut être momentanément rétréci par un spasme vasculaire. Tel paraît être le cas rapporté par Stokes : un malade faisait avorter ses attaques en penchant la tête en bas jusqu'à ce qu'elle touchât le sol. Il y a, semble-t-il, dans ces cas, une veritable *claudication intermittente* analogue a la claudication intermittente de l'encéphale ou aux claudications intermittentes des membres.

Nous pouvons citer l'observation de claudication intermittente observee par MM. Olivier et Halipré (*Claudication intermittente chez un homme hystérique atteint de pouls lent permanent. Normandie Médicale*, 1896, n° 2) chez un hysterique atteint de pouls lent permanent. Chez ce sujet, dont l'observation est analysee dans la *Revue Neurologique* (1896, page 624), les crises de claudication intermittente apparaissaient apres une fatigue legère. Au cours d'un trajet de deux kilomètres le malade etait oblige de s'arrêter 15 ou 20 fois. Les crises etaient plus frequentes à la fin de la journée de travail. L'absence de diabète et de lésions syphilitiques ou atheromateuses avait fait penser que l'existence du pouls lent et de l'hysterie associés chez le même sujet suffisait à déterminer l'eclosion des accidents. Il s'agissait là d'un spasme vasculaire de la fémorale. A ce propos rappelons également le mémoire de Charcot à la *Société de Biologie*, mémoire qui a fait connaître l'existence de la claudication intermittente chez l'homme, affection depuis longtemps decrite en pathologie veterinaire.

Dans le cas de claudication intermittente bulbaire, le spasme, au lieu de porter sur un gros vaisseau des membres. intéresse l'artériole, branche de la vertébrale, qui se distribue au noyau de la Xe paire et cette occlusion vasculaire incomplète, au lieu de donner naissance à des phénomènes douloureux du côté des membres, aboutit au syndrome de Stokes-Adams.

L'origine vasculaire du syndrome de Stokes-Adams n'explique pas seulement les phenomènes si spéciaux qui caracterisent l'accès, mais aussi certains phénomènes qui apparaissent parfois dans le cours du syndrome. La superposition et la proximité des deux noyaux du facial et du pneumogastrique rend compte de la coexistence possible de la paralysie faciale. Le noyau du facial est si voisin de celui du X, qu'une même lésion vasculaire peut aboutir à une irrigation insuffisante ou défectueuse de ces deux centres. M. Brissaud (*Leçons sur les maladies nerveuses, 1899*) a signale plusieurs fois cette coïncidence et nous-même l'avons retrouvée avec netteté dans notre

Observation (Obs. 2). Les coupes du bulbe que nous avons faites nous ont apporte l'explication anatomo-pathologique du phenomène en nous faisant voir des vaisseaux thrombosés et des lacunes dans toute l'étendue des coupes du bulbe correspondant à ces deux noyaux. Le spasme ou la thrombose artérielle peut même, étendant plus loin son action, interesser la racine du trijumeau et même les noyaux plus postérieurs de l'auditif. Le vertige d'origine acoustique, les troubles de l'acuite auditive (hyperacousie, hypoacousie), les troubles sensitifs dans le domaine du trijumeau (hyperesthésie, anesthesie, anesthesie douloureuse) y trouvent leur explication naturelle.

En résumé, on peut ainsi concevoir la pathogenie du syndrome de Stokes-Adams.

Le pneumogastrique agit sur le cœur a la manière d'un nerf moderateur ; il semble ralentir les mouvements du cœur.

Toute lésion du noyau du X agissant comme cause irritative, renforce l'action de ce noyau, qu'il s'agisse d'une congestion ou d'une anémie.

Quelle que soit la cause qui provoque cette anemie ou cette congestion, le resultat est le même.

Les causes les plus diverses peuvent, en produisant un spasme vasculaire, determiner une sorte de claudication intermittente bulbaire. Le spasme cessant, les symptômes disparaissent. — Les crises sont d'autant plus frequentes que le spasme se répète plus souvent.

— Si la lesion augmente on comprend l'éclosion de crises subintrantes aboutissant rapidement à la mort.

L'importance des vaisseaux lésés explique la coexistence de troubles nerveux dans les territoires des autres nerfs bulbaires et même dans la zone d'influence des faisceaux moteurs des membres.

CONCLUSIONS

1° On designe sous le nom de syndrome de Stokes-Adams, un ensemble de symptômes comprenant :

(*a*). *Des accidents nerveux* (vertiges, syncopes, attaques apoplectiformes et epileptiformes).

(*b*). *Des troubles vasculaires* (crises de bradycardie).

2° Il existe des formes incomplètes dans lesquelles un des symptômes cardinaux est très atténué.

3° Quelle que soit la forme clinique du syndrome, quelle que soit la nature de la lesion causale, il faut toujours chercher l'interpretation des accidents dans un trouble fonctionnel du noyau du pneumogastrique.

4° Le caractère transitoire des accidents permet de considerer le syndrome comme lie à une véritable claudication intermittente bulbaire analogue à la claudication cerebrale intermittente et a la claudication intermittente des membres.

INDEX BIBLIOGRAPHIQUE

ADAMS — Dublin hosp. reports, 1827.

ANDRAL. — Clinique medicale, 1834.

BRISSAUD, E. — Lecons sur les maladies nerveuses, 2e série Hôpital Saint-Antoine, 1899.

BLONDEAU. — Thèse de Paris, 1879.

BAROZZI. — Presse Medicale, 1896.

BELMONDO. — Rivista di patologia nervosa e mentale, 1896.

CHARCOT — Leçons sur les maladies nerveuses. Tome II, 1873.

CORNIL — Societe de Biologie, 1875

CHAPPET. — These de Paris, 1883

CHAUFFARD — Bulletin Medical, 1898

DIEULAFOY. — Bulletin Médical, n° 48, 1899.

ERBEN. — Wien klin Woch., 1898

GRASSET — Montpellier Médical, 1890

HALIPRE — La claudication intermittente. In Revue Medicale de Normandie, 1901, n° 5.

HALBERTON — Transact. of the med. chirurg. Soc. of London, 1841,

HUTCHINSON — London hospit. reports, 1866.

HUCHARD — Arch. de Médecine, 1895
Consultations Medicales, 1901.

LASSÈGUE. — Gazette des Hôpitaux, mars 1881.

LAFLAIVE. — Gazette des Hôpitaux, 1891.

LABBÉ (Marcel) — Bulletin de la Soc. Med. des Hôp. de Paris, 25 juillet 1901.

MALASSEZ. — Société de Biologie, 1875.

MASOIN (Paul). — Compression du pneumogastrique droit. Bradycardie. Bulletin de l'Acad. de Med. de Belgique, mai 1901.

OLIVIER (P.) et HALIPRÉ. — Claudication intermittente chez un homme hystérique atteint de pouls lent permanent. In Normandie Medicale, 1896, n° 2.

POUZIN. — Pouls lent permanent et bruits surajoutes dans le grand silence. Thèse de Paris, 1898

RENDU. — Soc. Méd. des Hôpitaux, 1891.

ROUSSEAU (Arthur). — Un cas de pouls lent permanent. In Bulletin Médical de Québec, 1900.

SAUSOM. — Assoc. Med. Britannique, 1894

SAMUEL (G.). — Du pouls lent en général et en particulier dans le surmenage et l'anémie. These de Paris, 1898.

STOKES. — Dublin quaterly Journ. of med , 1846.

SOMMERVILLE. — The practitioner, 1876.

SILVA. — Gaz med. Lomb., mai 1898

SAUREL — Th de Paris, 1898.

SIOT. — Contribution a l'étude du Pouls lent permanent Th. de Paris, 1900.

THORNTON. — Transact. of the clin. Society, 1872.

TRUFFET. — These de Lyon, 1881.

VIGOUROUX. — Gaz. des Hôpitaux, 1876.

VAQUEZ — Gaz. hebd., 1890.

IMP. LE BIGOT FRÈRES

www.ingramcontent.com/pod-product-compliance
Lightning Source LLC
LaVergne TN
LVHW050431160826
845677LV00002BA/647

* 9 7 8 2 3 2 9 6 8 3 1 9 5 *